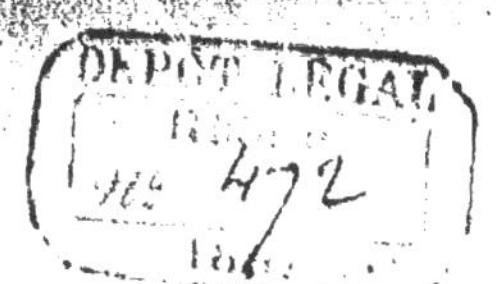

TRAITEMENT

DE LA

PYONÉPHROSE TUBERCULEUSE

par les Ouvertures et les Drainages multiples

(NÉPHROTOMIE MULTILOCULAIRE)

PAR

Le Dr Paul PERNOT

LYON

ALEXANDRE REY, IMPRIMEUR DE LA FACULTÉ DE MÉDECINE

4, RUE GENTIL, 4

1897

TRAITEMENT

DE LA

PYONÉPHROSE TUBERCULEUSE

par les Ouvertures et les Drainages multiples

(Néphrotomie multiloculaire.)

TRAITEMENT

DE LA

PYONÉPHROSE TUBERCULEUSE

par les Ouvertures et les Drainages multiples

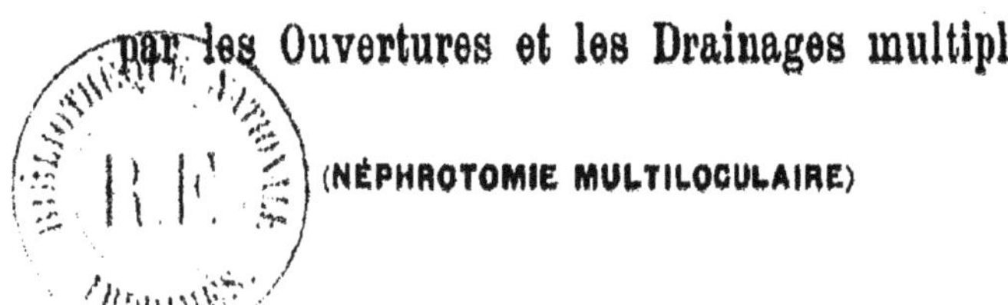

(NÉPHROTOMIE MULTILOCULAIRE)

PAR

Le Dr Paul PERNOT

LYON

ALEXANDRE REY, IMPRIMEUR DE LA FACULTÉ DE MÉDECINE

4, RUE GENTIL, 4

1897

PRÉFACE

Avant de quitter l'Université de Lyon, nous adressons à tous nos maîtres de la Faculté de Médecine l'expression de notre respectueuse reconnaissance.

Celle-ci est surtout acquise à M. le professeur Crolas qui a été pour nous, en particulier depuis la mort de notre Père, auquel l'unissait une étroite amitié, le conseiller le plus précieux.

Nous l'avons prié de bien vouloir présider notre jury, désirant que ce fût lui qui nous conférât le titre de Docteur. En acceptant cette présidence, il nous a montré une fois de plus combien grande était sa sollicitude à notre égard. Nous le prions de recevoir, au début de ce modeste travail, l'expression de nos remerciements bien sincères, avec l'assurance que nous garderons le meilleur souvenir de tout ce qu'il a fait pour nous.

C'est M. le professeur agrégé Rochet qui nous a indiqué le sujet que nous allons traiter. Dans nos nombreux rapports avec ce maître, nous avons toujours été reçu par lui plutôt comme un ami que comme un élève. Il nous permettra de lui dire ici combien nous sommes heureux d'avoir fait sous sa direction ce dernier travail et de lui exprimer notre vive gratitude pour l'accueil si sympathique toujours trouvé auprès de lui.

M. le professeur Augagneur a bien voulu consentir à faire partie de notre jury. Nous le prions d'être assuré de notre profonde reconnaissance pour la grande bonté qu'il nous a témoignée.

Nous exprimons enfin tous nos remerciements à M. le professeur agrégé Gangolphe, qui a gracieusement accepté d'entrer dans la composition du jury, et à M. le professeur agrégé Jaboulay. Les conseils éclairés de ces deux maîtres ont été pour nous d'un précieux secours, et nous aurons souvent l'occasion de les citer dans le cours de ce travail.

AVANT-PROPOS

Nous nous proposons d'étudier ici un procédé conservateur d'intervention dans les cas de tuberculose rénale, à forme suppurée. Il n'est peut-être pas de cas, en pathologie chirurgicale, où le principe de la conservation mérite plus d'être posé que dans l'infection bacillaire du rein. Il y a assurément des exemples en clinique où cette infection se localise, se cantonne à un seul rein, mais l'attention du clinicien n'en doit pas moins être constamment attirée vers l'autre rein, supposé sain. Il est quelquefois malaisé de constater l'intégrité de cet organe; il est des lésions qui évoluent en silence et qui guérissent de même, à l'insu du chirurgien. Au surplus, fussiez-vous certain que, pour le moment, l'organe est indemne, il n'en reste pas moins vrai que, à un moment donné, des lésions peuvent apparaître, car un malade atteint de tuberculose d'un rein est en puissance, si l'on peut ainsi parler, de généralisation.

Dans ces conditions, allez-vous faire l'ablation du rein malade? Assurément non, car vous n'êtes pas sûr de préserver à tout jamais votre malade de l'infection et vous le mettez, suivant l'expression de M. le Professeur Guyon, « en état d'équilibre instable, en état d'insuffisance rénale ».

On doit donc conserver le plus possible dans le cas qui nous occupe. C'est pourquoi nous nous proposons de faire ressortir dans ce travail les avantages d'un traitement palliatif, il est vrai, mais conservateur, et, dans la plupart des cas, bien suffisant.

Cette étude comprendra trois chapitres principaux : dans l'un, nous indiquerons les cas où l'on doit s'abstenir de toute intervention quelle qu'elle soit; dans l'autre, nous étudierons les cas où la néphrotomie est indiquée. Nous nous attacherons à faire ressortir la supériorité générale de cette opération sur la néphrectomie, ablation de l'organe. Dans un autre chapitre enfin, après une description rapide des rapports du rein et de sa structure, destinée à mieux faire comprendre le procédé opératoire, nous exposerons ce procédé.

Nous ferons suivre cet exposé des observations qu'il nous a été possible de recueillir.

TRAITEMENT

DE LA

PYONÉPHROSE TUBERCULEUSE

par les Ouvertures et les Drainages multiples

(Néphrotomie multiloculaire.)

CHAPITRE PREMIER

HISTORIQUE

La tuberculose du rein fut considérée pendant de longues années comme une lésion pour laquelle la chirurgie ne pouvait rien. Les premières opérations qui furent tentées le furent d'une façon tout accidentelle. En 1870 Bryant, en 1872 Péters crurent avoir affaire à un rein calculeux. Le premier fit la néphrotomie, le second, la néphrectomie. Les deux malades étant morts, on reconnut, en faisant leur autopsie, qu'ils étaient atteints de tuberculose rénale.

Malgré ces interventions malheureuses, l'éveil étant donné, on se mit à opérer les reins tuberculeux. Les indications opératoires se précisèrent avec les travaux de Morris, Bruce-Clarke, Neumann, Le Dentu. les articles de Ris, Bardenheuer, Herczel, Israël, Bureau, Madelung. M. Tuffier fit alors paraître son remarquable article dans le *Traité de chirurgie*, et Vigneron (thèse, Paris, 1892), d'après les enseignements de M. le professeur Guyon, publia le premier travail d'ensemble sur la question.

Après lui, Falcklam (1893) établit une statistique des résultats obtenus par la néphrotomie et la néphrectomie et se déclare nettement partisan de cette dernière opération qui, selon lui, peut amener une guérison radicale.

Les années suivantes, les travaux se succèdent, nombreux. Une étude intéressante de Rouville (thèse, Paris, 1894), sur les néphrectomies partielles, témoigne déjà de la tendance à la conservation qui va s'accuser de plus en plus. La thèse d'Aupérin (Paris, 1895), qui dénonce les hématuries persistantes et abondantes comme une indication à la néphrectomie et conclut qu'il y a avantage à supprimer dès le début un foyer d'infection tuberculeux, marque encore un retour à l'intervention hâtive et radicale, mais nous voyons Israël revenir à la résection partielle et citer, au congrès de Moscou de l'année 1897, un cas de guérison obtenu par ce procédé et datant de deux ans et demi.

Cette étude historique rapide de la tuberculose rénale nous conduit à envisager, dans l'histoire de cette affection, deux périodes : une période ancienne, dans laquelle, les lésions bacillaires du rein étant encore inconnues ou peu connues, l'intervention est nulle ou inconsciente ; une période actuelle, dans laquelle, au début, on se déclare surtout partisan de l'opération radicale, de la néphrectomie, pour revenir plus tard à une méthode conservatrice, à la néphrotomie, tout en faisant encore quelques concessions à la méthode radicale avec la néphrectomie partielle ou la néphrectomie par morcellement[1].

De nos jours, des chirurgiens éminents, tels que MM. Guyon, Le Dentu, Tillaux, se sont prononcés nettement en faveur de la néphrotomie et il suffit de lire les communications faites tout récemment (octobre 1896, octobre 1897), d'une part au congrès français de chirurgie (X^e session) par Albarran, d'autre part (septembre 1897), au XIIe congrès international de médecine par M. Tuffier pour se rendre compte du rôle important joué désormais par ce procédé conservateur.

[1] Ratinsky, De la néphrotomie lomb. par morcellement *(Presse méd.*, 25 septembre 1807).

CHAPITRE II

DIAGNOSTIC

Avant d'entreprendre l'étude des procédés opératoires, nous voulons dire quelques mots du diagnostic de tuberculose rénale. Ce diagnostic doit être fait de bonne heure ; le procédé chirurgical à employer dépend de sa précocité. Or, est-il toujours facile de constater qu'un rein est affecté de tuberculose ? Assurément non. C'est quelquefois sur la table de l'amphithéâtre seulement qu'on s'en aperçoit. Ch. Lévi *(Presse méd.*, mai 1897) cite le cas d'une femme de cinquante-quatre ans, entrée à l'hôpital en asystolie, très obèse, ayant une myocardite et une dilatation du cœur, chez laquelle une caverne tuberculeuse fut découverte à l'autopsie. Cette caverne avait évolué silencieusement pendant la vie. Voilà, certes, un bel exemple de tuberculose latente, d'autant plus intéressant que rien ne pouvait la faire supposer, la malade étant morte en asystolie et non pas de tuberculose pulmonaire. Cet exemple nous donne une idée de l'impossibilité où se trouve quelquefois le clinicien de faire un diagnostic. Ici la question d'intervention n'avait pas à se poser, puisque la malade n'accusait pas de symptômes qui puissent mettre en éveil, mais, dans d'autres cas, les allures sont tellement rapides et insidieuses que la confusion peut se faire avec une tumeur de la rate ou un néoplasme rénal.

Si, comme le fait remarquer M. Tuffier (XIIe congrès, *Presse méd.*, 29 septembre 1897), la pyurie est intermittente, l'erreur n'est plus possible, mais elle peut faire complètement défaut.

Quels sont donc les signes qui nous permettront de conclure à une infection bacillaire du rein ?

C'est d'abord une miction plus fréquente, plus abondante, puis, des douleurs irradiées qui revêtent l'aspect des coliques néphrétiques. Villy Meyer *(Med. Soc. of New-York)* ajoute une grande importance diagnostique à ce symptôme. Pour lui, on rapporte souvent à tort les coliques à la présence d'un calcul ; elles sont dues à un premier stade d'inflammation des orifices uretéraux. L'examen cystoscopique pratiqué de bonne heure révélerait cette inflammation et permettrait de faire un diagnostic précoce.

Avec les coliques, il faut mentionner les hématuries qui, pour Aupérin, jouent, au point de vue du diagnostic, le rôle capital. M. Tuffier base sur la présence des hématuries sa distinction en deux fornes cliniques principales : la première forme caractérisée par l'hématurie seule ; la deuxième par l'hématurie et la pyurie ; une troisième est caractérisée par la présence de la tumeur rénale.

Nous n'aurions garde d'oublier un symptôme sur lequel M. le professeur agrégé Gangolphe a attiré notre attention. Pour ce chirurgien, l'aménorrhée s'ajoutant à la présence d'une tumeur rénale, chez une femme, pourrait devenir un signe diagnostic d'une certaine valeur. Mentionnons enfin la présence des bacilles de Koch dans l'urine. Ce symptôme de la plus grande valeur est malheureusement difficile à mettre en lumière, car la présence des bacilles est malaisée à déceler ; il faut, par conséquent, savoir s'en passer.

Supposons donc que nous nous trouvions en présence d'un malade qui se plaint d'uriner fréquemment, beaucoup ; ses urines sont troubles. Notre attention est d'abord éveillée par l'idée d'une infection blennorragique. Nous examinons à cet égard notre malade; nous l'interrogeons et nous acquérons la certitude que ce n'est pas à cela qu'il faut songer. Continuant notre examen, nous apprenons que ces urines sont émises souvent spontanément et d'une manière persistante. Le malade accuse des douleurs irradiées revêtant l'aspect de coliques néphrétiques ; il a des hématuries; ces hématuries sont plus ou moins abondantes, répétées, capricieuses. Notre malade est jeune, pâle, amaigri. Aussitôt notre attention est appelée du côté de ses reins et déjà nous songeons à la tuberculose. Nous faisons la palpation bi-manuelle qui nous révèle la présence d'une tuméfaction plus ou moins considérable de la région lombaire. Nous avons sans doute affaire à une pyonéphrose d'origine bacillaire. Cependant, nous pouvons encore hésiter entre la pyonéphrose bacillaire et la pyélonéphrite d'origine calculeuse, d'autant mieux que, dans les deux cas, les douleurs ressenties par le malade revêtent l'aspect de coliques néphrétiques. Il nous faudra alors interroger le malade avec soin pour savoir si, à quelque moment, il a rendu des calculs par l'urètre. Avec le plus grand soin, on pratiquera le palper lombaire pour arriver à reconnaître la présence du calcul s'il existe. Si l'interrogatoire ne nous apprend rien qui puisse nous faire admettre la présence d'une pyélonéphrite calculeuse, si le palper pratiqué dans ce sens est négatif, si enfin nous auscultons notre malade et que nous constations chez lui des signes de tuberculose pulmonaire, toutes les probabilités sont en faveur de la pyonéphrose bacillaire.

CHAPITRE III

Cas dans lesquels il ne faut pas toucher au rein tuberculeux.

Une fois établi le diagnostic de tuberculose rénale, quelle conduite allons-nous tenir ?

Nous avons à considérer deux cas : ou bien nous avons affaire à une tuberculose miliaire du rein, ce que certains auteurs ont appelé la *forme médicale* de tuberculose, ou bien nous sommes en présence d'une tuberculose suppurée, d'une pyonéphrose, *scrofulous kidney* des Anglais, *forme chirurgicale*.

Certains auteurs voient dans une tuberculose au début, caractérisée seulement par un petit nombre de granulations, une indication formelle à la néphrectomie. En supprimant ce foyer tuberculeux encore unique, vous allez, disent-ils, immuniser l'organisme entier.

C'est dans deux cas analogues qu'Albarran pratiqua la néphrectomie, mais il n'y avait pas, dans ces cas, de symptômes bien nets qui dictassent l'intervention radicale. Et d'ailleurs, peut-on être sûr que les lésions peu accusées constatées dans ce rein sont la première manifestation, la seule, de l'infection ? Nous avons vu précédemment combien cette certitude est difficile à acquérir et combien imprudent serait le clinicien qui croirait que cette lésion restera unique.

Allez-vous de même proposer la néphrectomie en présence d'un rein suppuré, chez un phtisique ayant, en plus de ses manifestations pulmonaires, une tuberculisation avancée de tout son système génito-urinaire, chez lequel le rein, comme la vessie, comme la prostate, sont envahis ? Non, assurément. Il y a donc des cas dans lesquels il ne faut pas toucher au rein tuberculeux.

Dans ce chapitre, nous nous proposons d'examiner la conduite à tenir dans ces cas.

En présence d'un rein tuberculeux, il y a deux traitements à employer : le traitement chirurgical avec ses deux procédés, la néphrectomie et la néphrotomie, puis le traitement médical. Il est des cas où le traitement chirurgical se trouve absolument contre-indiqué.

Et d'abord la néphrectomie.

Les contre-indications à la néphrectomie se tirent :

1° De l'état général du malade ;

2° Des lésions viscérales concomitantes.

Nous voici en présence d'un malade profondément cachectisé ; son affaiblissement considérable, sa maigreur, une fièvre rémittente ou continue témoignent d'une déchéance fonctionnelle complète de son organisme. Allez-vous lui faire subir une aussi grave opération que la néphrectomie ? Mais ce malade ne pourrait pas supporter un traumatisme aussi considérable.

Voici un autre malade qui vient nous consulter en accusant des symptômes que nous rapportons aussitôt à la tuberculose du rein ; mais, avant de rien décider, nous examinons ses poumons. La percussion nous révèle de la matité aux deux sommets, l'auscultation nous accuse des craquements à l'un de ces sommets, un souffle amphorique et du gargouillement à l'autre. Allons-nous lui proposer la néphrectomie pour ses lésions rénales, alors que nous

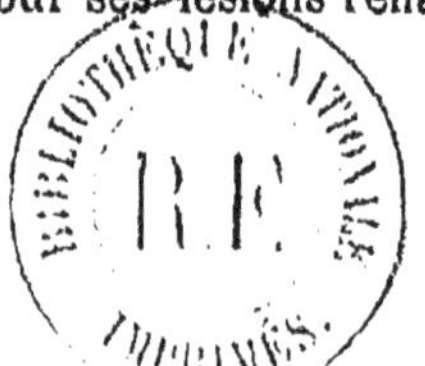

ne pouvons plus grand'chose pour ses lésions pulmonaires? Cela ne serait pas raisonnable évidemment.

Chez cet autre malade, vous observez, indépendamment des signes qui vous autorisent à diagnostiquer la tuberculose du rein, des symptômes qui vous portent à admettre en même temps la tuberculose de la vessie. Les mictions de ce malade sont fréquentes, la nuit en particulier; il a des hématuries, de la pyurie; enfin, signe précieux, mais malheureusement inconstant, dans les globules de pus que contient l'urine, vous trouvez des bacilles de Koch.

Ajoutez à cela que les mictions sont douloureuses. Allez-vous proposer la néphrectomie? Quelques auteurs, et non des moins autorisés en matière de chirurgie rénale, Israël, Verneuil, Le Dentu, sont d'avis d'opérer, mais ils ajoutent: si la tuberculose vésicale est récente, limitée, et *non douloureuse*.

Chez ce dernier malade enfin, vous relevez des lésions du côté du second rein. Vous avez acquis cette certitude, je suppose, par un examen cystoscopique pratiqué avec le plus grand soin. A ce propos, qu'il nous soit permis de dire quelques mots d'un appareil préconisé tout récemmnet par M. Albarran[1] et destiné à permettre une exploration cystoscopique facile des uretères chez l'homme et chez la femme. Ce cystoscope, dans la description duquel nous n'entrerons pas, a un triple but, suivant son auteur. Il permet de faire des recherches physiologiques, d'établir un diagnostic précoce et de traiter différentes affections. C'est surtout

[1] Albarran (*Presse méd.*, 11 sept. 1807). Cathétérisme des uretères chez l'homme et la femme Communications au XIIe congrès international de médecine.

au point de vue de son rôle dans les recherches physiologiques que cet instrument nous intéresse. Il a permis en effet à son auteur de constater que l'urine du rein malade contient une quantité d'urée, de chlorures et de phosphates, très inférieure à celle du rein opposé. Il a également permis de préciser avec certitude l'état anatomique et la valeur fonctionnelle des deux reins, de reconnaître des coudures uretérales et de diagnostiquer la tuberculose rénale unilatérale à ses débuts.

Supposons donc qu'à l'aide de cet appareil nous soyons parvenus à constater que le second rein présentait aussi des lésions bacillaires, que ferons-nous ? Eh bien, dans ce cas, la néphrectomie est contre-indiquée d'une façon formelle. Il faut mettre en garde le clinicien toutefois contre l'erreur qui peut résulter d'une hypertrophie compensatrice constatée au second rein. Cette hypertrophie compensatrice, signalée par M. Guyon, peut faire croire à l'existence d'une tumeur rénale et faire porter à tort le diagnostic de lésion tuberculeuse. Cette modification subie par le rein dans son volume n'est d'ailleurs jamais très considérable. Signalons aussi ce signe précieux, quand on le trouve, fourni par la présence des bacilles dans l'urine du second rein.

Vigneron, dans sa thèse, cite un cas dans lequel Neumann allait pratiquer la néphrectomie, lorsque, pratiquant le cathétérisme de l'uretère, il constata la présence des bacilles de Koch dans l'urine du rein supposé sain. Il renonça aussitôt à son intervention.

M. Gangolphe, qui est d'avis d'être très prudent en matière d'intervention dans la tuberculose rénale, fait observer que, si l'on a affaire à un rein gauche, il faut toujours supposer que le rein opposé a des lésions tuberculeuses également, car, pour lui comme pour M. le professeur agrégé Jaboulay, le rein droit est le plus souvent atteint.

Voilà donc quatre malades chez lesquels le néphrectomie est interdite ; vous avez encore une intervention possible, la néphrotomie.

Assurément, chez ces trois derniers malades, porteurs de lésions viscérales, la néphrotomie devient l'opération de choix ; mais, chez le premier, que nous avons trouvé à la période de cachexie, pouvons-nous tenter même la néphrotomie ? Cette opération est peu grave, il est vrai, mais encore donne-t-elle parfois des résultats fâcheux. Ces résultats sont dus le plus souvent, non pas tant à l'opération elle-même, qu'à l'état trop grave des malades auxquels on la fait subir. Notre malade n'est plus en mesure de supporter une opération, si peu dangereuse qu'elle soit. Au surplus, l'intervention serait bien inutile, car l'attention du malade ne saurait être attirée, à cette période, sur l'état de ses reins. Dans ces cas, ne vaut-il pas mieux laisser agir la nature qui se chargera, le processus de destruction suivant son cours, d'assurer, par l'établissement d'une fistule lombaire, l'évacuation du pus collecté ?

Nous sommes donc dans ces cas extrêmes, en présence du seul traitement médical. C'est encore à ce traitement que nous devrons avoir recours dans les cas de tuberculose du rein dite à forme médicale. Alors que des accidents caractérisés ne sont pas venus nous mettre en demeure d'intervenir, il faut se borner à un traitement purement médical. « Je considère, dit M. Tuffier[1], l'intervention

[1] *Sem. méd.*, 20 janv. 1897.

en matière de tuberculose rénale, comme une dernière ressource, à laquelle on est conduit par l'échec d'une thérapeutique médicale longtemps poursuivie, et je regarde également notre intervention comme n'étant justifiée que par des accidents mettant le malade porteur de cette tuberculose, en état d'infériorité, du fait d'accidents qui altèrent sa santé générale et diminuent sa résistance physiologique. » Cette opinion est d'autant plus intéressante à enregistrer qu'elle émane d'un homme qui s'est fort occupé de chirurgie rénale. Si, donc, notre malade n'est pas en état d'infériorité, s'il n'a pas d'accidents (et nous avons vu, au chapitre Diagnostic, que la tuberculose rénale pouvait rester latente pendant toute la vie), bornons-nous à « une thérapeutique médicale longtemps poursuivie ».

La guérison spontanée n'est-elle pas d'ailleurs possible ? Macaigne et Vanverts [1] citent le cas d'une femme de 64 ans, morte de tuberculose pulmonaire chez laquelle des lésions rénales avaient subi la transformation fibreuse. M. le professeur Dieulafoy parle également d'un jeune garçon qui mourut de méningite tuberculeuse et dont la nécropsie lui révéla l'existence de cavernes rénales cicatrisées. Enfin, M. le Dentu, dans son *Traité des affections du rein*, affirme la possibilité de la guérison. « Il n'est pas douteux, dit-il, que la tuberculose rénale puisse guérir, mais c'est d'ordinaire à l'insu du chirurgien. Quand le foyer tuberculeux est peu étendu, la maladie peu avancée, c'est alors seulement une trouvaille d'autopsie. Je l'ai observé chez une malade. »

[1] *Presse méd.*, mai 1897.

CHAPITRE IV

Indications de la néphrotomie.
Sa supériorité générale sur la néphrectomie.
Résultats opératoires de la néphrotomie.
Gravité de l'opération.

Il faut reconnaître cependant que les cas de tuberculose du rein ne sont pas toujours, ou aussi bénins, ou aussi désespérés que nous venons de le voir. Dans ce chapitre, nous allons envisager les cas dans lesquels l'intervention chirurgicale est devenue nécessaire. Nous nous efforcerons de démontrer que, *dans la plupart des cas*, c'est à la néphrotomie que le chirurgien est obligé d'avoir recours. Nous chercherons à établir, à l'aide de quelques statistiques, que cette opération, quand elle est convenablement pratiquée, donne des résultats très satisfaisants, comme ne pourrait pas en fournir la néphrectomie.

Nous disons : c'est à la néphrotomie que le chirurgien doit avoir recours *dans la plupart des cas*. Nous faisons ainsi une concession aux partisans de la néphrectomie d'emblée. Assurément, nous comprenons qu'un chirurgien, en présence de signes qui lui font supposer une lésion tuberculeuse du rein à ses débuts, soit tenté d'enlever l'organe porteur de cette lésion, dans l'espoir de mettre l'organisme entier à l'abri de l'infection. Malheureusement, cet espoir est souvent déçu et, de même qu'un malade auquel on fit subir l'amputation de la cuisse droite pour une tumeur blanche du genou présente souvent plus tard la même lésion au genou gauche, de même le malade que vous allez néphrectomiser dans le but très louable de lui conférer l'immunité, présentera peut-être, quelques années plus tard, des lésions de même nature sur l'autre rein. Ne vaudrait-il pas mieux alors, même dans ces cas où la néphrectomie vous paraissait indiquée, attendre, vous borner, comme nous l'avons dit, dans notre précédent chapitre, citant M. Tuffier, à une thérapeutique médicale longtemps continuée, et, alors, ou bien vos lésions subiront la dégénérescence fibreuse, ou bien, le processus tuberculeux suivant son cours, la dégénérescence caséeuse s'effectuera, des collections se formeront, et vous vous trouverez en présence d'une pyonéphrose exigeant la néphrotomie. Et n'ayez pas le regret d'avoir reculé devant une intervention radicale, car, si le processus infectieux a évolué ainsi, c'est que votre malade était destiné à voir les lésions tuberculeuses se généraliser.

Quelles sont donc les indications de la néphrotomie? Elles se déduisent des considérations qui précèdent. La néphrotomie est l'opération de choix dans la tuberculose avancée du rein. Nous avons vu, dans le chapitre précédent, dans quels cas il fallait s'abstenir de toute intervention sur le rein tuberculeux; ici, nous dirions volontiers : la néphrotomie est indiquée quand le traitement médical n'a pas suffi pour enrayer la marche des lésions tuberculeuses et que des collections se sont formées, qu'il faut évacuer. Cette intervention reste le procédé de choix tant que le malade n'est pas dans un état de cachexie tel que toute intervention, si peu grave qu'elle soit, devient dangereuse. Mais alors que devient la néphrectomie, pourra-t-on nous objecter? Nous répondrons que nous comprenons la néphrectomie seulement dans les cas très rares (il en est d'indiscutables), où l'on se trouve en présence d'une tuberculose localisée, sans tendance aucune à la généralisation, mais alors est-elle bien bacillaire ? M. Jaboulay, qui est très partisan de la néphrectomie en matière de tuberculose, pense que, lorsque l'infection se porte sur le rein droit, elle a de grandes chances pour rester localisée ; il n'en reste pas moins vrai qu'un doute planera toujours sur l'exactitude de cette localisation, car, comme le fait remarquer M. le professeur agrégé Rochet, lorsque notre diagnostic est rendu possible, les lésions sont déjà trop avancées.

Le champ de la néphrotomie est donc vaste, comme on peut le voir. Tous les auteurs s'accordent à reconnaître que la néphrotomie est l'opération à préférer dans les cas de tuberculose avancée du rein. Ces cas sont de beaucoup les plus fréquents en matière d'indication opératoire. C'est en effet tard que les malades arrivent le plus souvent. Quand ils se décident à venir réclamer une intervention, leur santé générale est déjà profondément altérée. Ils sont amaigris, pâles, présentent des troubles digestifs, de la fièvre. Leur rein est gros, forme tumeur. D'autres fois, on constate des accès franchement caractérisés de rétention avec ou sans périnéphrite tuberculeuse, mais nécessitant une ouverture prochaine de ces foyers. Dans quelques cas, il y a des collections intrarénales énormes, sans émission de liquide purulent. C'est alors que le diagnostic devient difficile et qu'il faut éviter de croire à une tumeur hépatique ou splénique. Ce n'est que par un examen méticuleux de la région, par un interrogatoire bien mené, en s'entourant de tous les commémoratifs, que l'on pourra arriver à faire ce diagnostic.

M. Tuffier[1], examinant les accidents qui ont nécessité chez ses malades une intervention chirurgicale, énumère successivement l'hématurie, la douleur et l'intoxication.

Il se prononce nettement en faveur de la néphrotomie chez les malades qui présentent ce dernier accident, entendant par ce mot « intoxication » l'infection d'origine rénale qui s'accompagne de pyélonéphrite, de vastes collections tuberculeuses. M. Routier[2] cite trois malades chez lesquels il a fait la néphrotomie pour des accidents de suppuration, accompagnés d'un état général tel, que « la néphrectomie, dit-il, semblait contre-indiquée ».

La néphrotomie est ainsi l'opération à préférer quand il y a des collections à évacuer, c'est ce qui en fait le procédé de choix dans toutes les tumeurs liquides du rein, kystes, hydronéphrose, pyélo-néphrite suppurée, aussi bien d'origine infectieuse, gonococcienne, que d'origine tuberculeuse. Les plus chauds partisans de la néphrectomie eux-mêmes sont obligés de reconnaître que la néphrotomie est encore la seule opération praticable dans les cas où l'on constate des lésions vésicales, des lésions pulmonaires, ou des lésions du côté du rein opposé, comme nous l'avons vu au chapitre précédent. En un mot, c'est l'opération de choix dans tous les cas de tuberculose secondaire du rein (Vigneron).

[1] Interv. chir. dans la T. R. (*Presse méd.*, 20 janv. 1897).
[2] Traitem. chir. dans la T. R. (*Sem. méd.*, 24 fév. 1897)

Ajoutons que l'on peut encore pratiquer la néphrotomie dans les cas où des adhérences se sont établies entre le rein et l'atmosphère périrénale, alors que cet organe noyé dans une masse plus ou moins infiltrée de pus ne peut être nettement distingué. C'est dans un cas semblable que M. Gangolphe s'abstint de toute intervention. Il s'agissait d'une femme chez laquelle on constatait une tuméfaction considérable de la région lombaire, faisant saillie à la fosse illiaque gauche. M. Gangolphe, soupçonnant des adhérences avec les vaisseaux et supposant que le rein droit était atteint, ne fit même pas la néphrotomie. La femme étant morte de généralisation, sa nécropsie révéla l'existence d'une infiltration considérable de l'atmosphère périrénale; le rein était noyé dans cette masse, il eût été impossible de le séparer des adhérences nombreuses qu'il avait contractées, et qui permettaient à peine de le distinguer. Ce rein était petit, dégénéré, nullement infiltré. M. Gangolphe fait remarquer, à ce propos, qu'il faut se garder de croire que, dans tous les cas, à une tuméfaction considérable de la région lombaire, correspond un rein volumineux infiltré.

C'est un des grands avantages de la néphrotomie de pouvoir, même dans ces cas très graves où l'on doit renoncer à toute autre intervention, fournir un résultat appréciable. Il n'y a pas, en effet, de contre-indication bien nette à la néphrotomie. A part le cas que nous avons envisagé précédemment, où le malade est dans un tel état de cachexie qu'on ne peut lui faire subir la moindre opération si bénigne soit-elle, on peut dire que la néphrotomie est praticable dans les cas les plus avancés. On a de nombreux exemples d'améliorations très grandes, sinon de guérisons survenues à la suite de la néphrotomie chez des malades dont l'état avait été jugé en dehors des ressources de l'art. Il ne faut pas toujours prétendre à la guérison, malheureusement ; dans bien des cas, il faut se contenter d'atténuer le mal. M. le professeur Guyon l'a dit : « Alors même que vous aurez reconnu que vous ne sauriez guérir, vous ne laisserez pas une occasion de prolonger la vie à vos malades. Vous saurez les soustraire au danger que tout autre traitement que l'opération est incapable d'efficacement combattre. »

Ainsi, vous avez reconnu que votre intervention était nécessaire, vous pratiquez la néphrotomie. Chez ce premier malade qui vous a été amené avec un facies pâle, amaigri, des troubles digestifs déjà fort accusés, une fièvre intense ; chez lequel, à la palpation vous avez reconnu l'existence d'une collection fluctuante, vous avez fait une incision des parties molles et de l'organe suffisante pour évacuer le pus collecté. Supposons que vous vous soyez borné à cette simple incision, que vous n'ayez pas recherché, avec tout le soin qu'on doit apporter à cette opération, les foyers tuberculeux, vous aurez encore un résultat presque immédiat très satisfaisant. Votre malade dont l'état général vous était apparu si grave voit cet état général se relever rapidement. La fièvre disparait, l'appétit revient, l'insommie cesse ; un certain degré d'embonpoint ne tarde pas à s'établir. Une simple incision a suffi pour produire cette transformation.

Si vous ne vous proposiez pas de tenter la guérison de votre malade par ce procédé, si vous vouliez seulement améliorer son état, cette simple incision évacuatrice était suffisante. C'est ce que se proposait M. Routier dans les trois cas dont il nous parle et que nous avons mentionnés précédemment. Il fit la néphrotomie dans le but de relever suffisamment l'état général de ses malades pour pouvoir pratiquer la néphrectomie secondaire. « J'ai attendu, dit-il, qu'une amélioration se fût produite, pour tenter secondairement l'ablation de l'organe malade. »

Cet autre malade qui présente des signes de tuberculose vésicale, quel bénéfice va-t-il retirer de votre intervention ? Vous allez voir la contractilité de sa vessie diminuer, la douleur réflexe de la miction s'atténuer, la fréquence de cette miction diminuer également.

Ce dernier malade, chez lequel nous avions supposé des lésions du côté de l'autre rein, retirera-t-il un avantage, pour son deuxième rein, de cette opération ? Assurément, et nous verrons ce deuxième rein, qui nous était apparu tuméfié, diminuer de volume dans une proportion notable et, par suite, devenir plus capable d'assurer la dépuration urinaire. On pourrait peut-être objecter que ce que l'on a pris pour de la tuméfaction morbide n'est qu'une hypertrophie compensatrice destinée à assurer la dépuration, à lutter contre les phénomènes de rétention. Mais, M. Tuffier a démontré, par des expériences suffisamment concluantes, que cette hypertrophie compensatrice, dont la marche doit être rapide, ne peut se faire quand le rein du côté opposé est malade. Par conséquent, ce n'est pas en quelque sorte une restitution que le deuxième rein fait au rein néphrotomisé, c'est véritablement une amélioration qu'il subit. Et ce n'est pas seulement dans la sphère des collections tuberculeuses que se cantonne le bénéfice de cette simple incision. Quelquefois, il sétend au domaine des tumeurs solides du rein, dans des cas où une seule intervention s'impose le plus souvent, la néphrectomie. M. Reliquet, cité par Tillaux, voulait enlever un rein cancéreux par la voie lombaire. L'organe étant friable, il ne put y parvenir et se borna à l'incision du rein. « Or, dit Tillaux, le malade, qui était en proie à d'atroces souffrances, fut tellement soulagé qu'il se crut guéri. Un large débridement avait sans nul doute produit ce résultat. »

Si nous avons cité cette observation, c'est pour montrer quel bénéfice considérable l'incision du rein produit en général, mais ces résultats ne sont que les conséquences immédiates de la néphrotomie. Avant d'examiner quels en sont les résultats éloignés, nous ne pouvons moins faire que d'examiner parallèlement les résultats immédiats de la néphrectomie. Nous ne parlons pas ici de la gravité de l'opération, souvent mortelle, alors que la néphrotomie produit un shock le plus souvent insignifiant. Nous nous réservons en effet d'envisager cette question ultérieurement. Nous voulons ici examiner si les modifications subies par l'organisme du malade sont aussi avantageuses qu'avec la néphrotomie. Assurément, on peut, au début, constater une amélioration due à ce que les collections ont été évacuées, mais cela, c'est le bénéfice de la néphrotomie. Qu'allez-vous voir secondairement ? C'est une lutte exercée par l'organe laissé seul, lutte destinée à suffire à la dépuration urinaire. Cette lutte est pénible pour l'organisme, l'état général s'en ressent. De cette lutte d'ailleurs, l'organisme ne sort pas toujours vainqueur. Le rein unique qui paraissait sain peut, comme nous l'avons dit, dans le précédent chapitre, devenir malade ; il peut l'avoir été toujours, alors qu'on le supposait sain, si difficile est la vérification, quelque habile que soit le clinicien. Les résultats sont dès lors faciles à prévoir : la suppléance n'aura pas lieu, les urines se supprimeront, le malade mourra rapidement par anurie. Il pourra d'ailleurs mourir par urémie.

Par conséquent, dans bien des cas, les résultats éloignés de la néphrectomie ne sont pas plus avantageux que ses résultats immédiats. M. Vignard, interne de M. Gangolphe, rapporte[1] le cas d'une malade chez laquelle on pratiqua la néphrectomie pour de violentes douleurs, des hématuries et des urines purulentes. La malade a repris ses occupations et l'amélioration se maintient, mais combien de temps se maintiendra-t-elle encore? C'est un point noir à l'horizon, car, « en enlevant un foyer malade, on ne peut avoir l'ambition de mettre pour toujours à l'abri de la tuberculose un individu qui s'y trouve prédisposé » (Guyon).

Nous avons vu les grands avantages immédiats de la néphrotomie, voyons maintenant si les résultats éloignés sont aussi favorables. Nous n'hésiterons pas à dire qu'ils doivent l'être, si l'opération est bien conduite, si l'on prend la peine de rechercher soigneusement tous les foyers tuberculeux pour les ouvrir, si l'on fait enfin une asepsie rigoureuse et un drainage suffisant. Assurément, le chirurgien n'a pas la prétention de guérir, au terme absolu du mot ; on ne peut prétendre à guérir un tuberculeux, ne pouvant pas agir avec le bistouri sur la diathèse, mais on peut l'améliorer dans une large mesure, prolonger le plus possible son existence. Il est des cas

[1] *(Presse méd.*, juin 1897). Résultats éloignés de la néphrectomie pour tuberc. rén.

dans lesquels la mort suit de près l'intervention, mais c'est qu'alors celle-ci avait été pratiquée trop tard, le malade avait de la généralisation. Il succombe, dans ce cas, aux progrès de la cachexie. La mort survient aussi quelquefois d'une façon assez hâtive parce que l'intervention a été insuffisante ; on a négligé d'ouvrir toutes les cavernes. Madelung reconnaît qu'il n'est pas toujours aisé de les découvrir, et M. Tuffier dit qu'il n'a pu tomber, dans un cas, sur un foyer caséo-purulent, bien qu'il s'aidât de ponctions exploratrices. Il est indéniable que, si l'on n'opérait pas, dans certains cas, les malades trop tard, si l'on parvenait à découvrir tous les foyers, si l'on était absolument certain de pouvoir ouvrir toutes les collections, on obtiendrait des améliorations à très longue portée. Il est évidemment oiseux de faire remarquer que l'on ne doit pas avoir de mort par infection septique, comme dans un cas cité par Vigneron où le malade mourut de septicémie après l'intervention; mais il est bien certain que, si les chiffres de mortalité fournis par la néphrotomie avant ces dix dernières années étaient relativement considérables, cela est dû, en grande partie, à ce que l'opération n'était pas conduite, au point de vue de la recherche des foyers et de l'asepsie, avec autant de soin qu'elle l'est aujourd'hui. Il suffit, pour s'en convaincre, de jeter les yeux sur les quelques statistiques suivantes:

Hartmann	accuse	une mortalité de	41	0/0
Otis	—	—	34	0/0
Neumann	—	—	30	0/0
Guyon	—	—	22	0/0
Tuffier	—	—	13.	0/0
Vigneron	—	—	12,72	0/0

Albarran, dans une communication faite au Congrès français de chirurgie (10e session 1896), sur 9 néphrotomies pour pyonéphrose tuberculeuse, a eu une mort après trois jours, et 8 guérisons immédiates. 7 de ses opérés ont vécu de trois à huit mois, un seul a survécu deux ans. Plus récemment, Albarran[1] accuse pour 11 néphrotomies, dans les cas de pyonéphrose, 10 guérisons opératoires et une mort seulement.

M. Tuffier, dans une statistique toute récente[2] accuse pour 7 néphrotomies, 5 guérisons et 2 morts. Mais il faut dire que M. Tuffier se déclare partisan de la néphrectomie primitive comme M. Jaboulay, et il nous est toujours permis de supposer que lorsque ces éminents chirurgiens se décident à la néphrotomie, c'est dans des cas déjà bien graves où la mort doit être escomptée.

M. Rochet enfin, sur 4 néphrotomies pratiquées dans des cas de pyonéphrose tuberculeuse, a obtenu une mort au bout de vingt-quatre heures; mais, dans ce cas, la nécropsie révéla l'existence d'un rein amyloïde du côté supposé sain.

Quoi qu'il en soit, la lecture de ces quelques chiffres, comparés aux résultats fournis par la néphrectomie qui donne encore une mortalité supérieure à 35 0/0 nous permet de dire que la néphrotomie, avec sa mortalité moyenne de 12 0/0 reste l'opération de choix dans la tuberculose du rein. S'il est bien entendu que la guérison radicale d'un tuberculeux du rein ne peut jamais être affirmée, la plus grande amélioration possible devra être

[1] *Sem. méd.*, 23 oct. 1897.
[2] Communicat. au XIIe congrès intern. de méd., 1897.

seulement recherchée, et seule la néphrotomie bien pratiquée est en mesure de donner ce résultat. Elle peut agir sur l'état général et sur l'état local. L'amélioration s'est jusqu'à présent maintenue de quelques semaines à deux ou trois ans et plus. Elle dépend de la gravité de l'état genéral au moment de l'intervention, du soin apporté dans cette intervention et, nous ajouterons, de la plus ou moins grande réceptivité morbide du malade, beaucoup plus que de l'intervention elle-même.

Cette opération n'est en effet jamais bien grave par elle-même. Alors que, dans bien des cas, on est obligé, pour pratiquer la néphrectomie, de suivre la voie péritonéale, ce qui expose à des infections, quoi qu'on puisse attendre de l'asepsie, on n'a qu'à suivre la voie lombaire pour pratiquer la néphrotomie. Le shock est donc ainsi moins considérable, puisque l'opération s'effectue sur une étendue moins vaste et l'on n'a pas à craindre ainsi d'intéresser le péritoine. Et alors même qu'on ferait la néphrectomie par la voie lombaire, on aurait un shock plus considérable qu'avec la néphrotomie. On remarque, après l'opération, une dépression marquée qui dure peu, il est vrai, mais qui ne s'observe pas au même degré chez les néphrotomisés. Ollier a aussi mis en lumière des troubles nerveux réflexes comme la paralysie temporaire du plexus brachial du côté lésé et Le Dentu a mentionné une fréquence exagérée du pouls. Chez les néphrotomisés rien de semblable. En effet, ou bien le malade accuse une prompte amélioration, ou bien il succombe à l'opération. Vigneron cite sept décès dus à l'opération sur 55 néphrotomiés. Sur ces sept décès, *un* était dû à l'infection septique, un autre à une intoxication urémique chez un tuberculeux des deux reins, les autres à l'extrême débilitation des malades qu'avait affaiblis une trop longue suppuration.

En résumé, la néphrotomie par elle-même ne doit pas donner de morts immédiates. C'est une opération beaucoup trop bénigne pour n'être pas supportée par un malade qui n'est pas un moribond.

L'objection capitale que l'on fait en général à la néphrotomie, c'est qu'elle laisse persister après elle une fistule. C'est, en effet, le grand inconvénient de cette opération. Mais la production de cette fistule est-elle inévitable? La clinique fournit des exemples où la néphrotomie ne fut pas suivie de fistule. Et d'ailleurs, il y a lieu de considérer deux cas : la fistule lombaire est urinaire ou elle est purulente. Elle peut être à la fois urinaire et purulente, il est vrai, mais elle peut aussi n'être que l'une ou l'autre. Les statistiques établissent d'ailleurs que la fistule purulente est plus fréquente que la fistule urinaire et, en définitive, l'existence du malade n'est jamais gravement compromise dans l'un ou l'autre de ces deux cas.

Quoi qu'il en soit, eu égard à la fréquence de sa production, il faut tenir un compte sérieux de cet accident. Bergmann trouve que la fistule se produit environ une fois sur deux cas et demi. Bureau[1] et M. Tuffier trouvent encore une production moyenne de 60 pour 100. En réalité, elle est moins fréquente ; mais, quand elle se produit, il faut chercher à l'oblitérer. N'y a-t-il pas des cas dans lesquels cette oblitération se fait d'elle-même? Quelquefois, c'est après quelques mois, quelques années d'attente, que les

[1] *Traitem. chir. des pyonéphroses* (th., Paris, 1888).

malades guérissent de leur fistule. M. Guyon[1] cite des cas de guérison spontanée. A quoi serait due cette fermeture spontanée ? On a prétendu que, pour que la fistule se fermât, il fallait que l'uretère restât perméable. C'est la thèse soutenue par Morris, Backer et M. Le Dentu. Cela doit être, en effet, une des causes de l'oblitération spontanée. En effet, l'uretère étant perméable, l'urine et le pus s'écoulent par son intermédiaire dans la vessie et n'ont aucune tendance à s'écouler par la voie lombaire. Ce sont les cas de beaucoup les plus avantageux. Mais, dans les cas où l'oblitération met plusieurs années à se faire, ne pourrait-on pas hâter, dans une certaine mesure, cette oblitération ?

Si l'uretère est perméable, on pourra faire un débridement, aviver un peu les bords de la fistule, cureter les clapiers et cautériser ensuite au thermo-cautère. M. Albarran[2] préconise un procédé d'oblitération à l'aide du cystoscope dont nous avons déjà parlé. Cet instrument, qui est construit de telle façon que l'on peut voir à la fois l'extrémité de la sonde et l'orifice uretéral, permet encore d'imprimer à l'extrémité vésicale du cathéter tous les mouvements désirables, et de pratiquer le cathétérisme dans un espace de temps très restreint. C'est à l'aide de cet appareil que M. Albarran a pu guérir une fistule rénale consécutive à la néphrotomie. Comment cette oblitération a-t-elle pu se produire ? Sans doute en assurant la perméabilité de l'uretère.

Mais si l'uretère est imperméable, l'oblitération ne

[1] *De l'oblitér. spont. de la plaie rénale dans les néphrotomies pour pyonéphroses.*

[2] *Presse méd.*, 11 sept. 1897.

pourra avoir lieu et, la fistule s'éternisant, vous serez obligé, disent les partisans de la néphrectomie, de recourir secondairement à cette opération. C'est, en effet, à la néphrectomie secondaire que, dans bien des cas, le chirurgien se trouve obligé de recourir en dernière analyse. Mais encore ici, dans ce cas d'uretère imperméable, il nous faut tenir grand compte de l'état général de nos opérés. On a mentionné des cas de guérison de la fistule chez des malades dont l'uretère était imperméable, mais ils étaient dus à ce que le tissu rénal s'était atrophié. Ce n'est donc pas une guérison à désirer, car, dans ce cas, comme dans le cas d'ablation du rein, notre malade se trouve en « état d'équilibre instable », suivant le mot de M. Guyon. Il est vrai que le malade évite ainsi le traumatisme considérable qui résulte de la néphrectomie, ce qui est appréciable, car il n'est pas toujours en état de le supporter. Disons plus, il est rarement en état de le supporter. Affaibli par son écoulement fistuleux, il doit vous faire hésiter devant une intervention qui peut compromettre ses jours. Il faut savoir, dans bien des cas, se contenter de peu. M. Tuffier, que nous retrouvons à chaque pas lorsque nous voulons appuyer notre dire sur une autorité, envisageant les cas de lésions bilatérales, s'exprime ainsi : « Si l'organe altéré, aidé de son congénère fistuleux parvient à maintenir l'équilibre physiologique, il faut respecter l'écoulement urineux lombaire, comme la seule porte de salut pour le malade. L'ablation du moignon du rein, si faible qu'il soit, supprimant cet équilibre instable et à grand'peine établi, tuerait votre malade. »

M. Routier, dans les cas cités plus haut, n'avait fait la néphrotomie que dans le but d'améliorer assez ses malades pour lui permettre de pratiquer la néphrectomie secondaire, mais, de deux choses l'une, ou bien vous pratiquez la néphrectomie peu après la néphrotomie et vous vous enlevez le bénéfice de voir se combler spontanément la fistule ; ou bien vous la pratiquez trop tard, quand votre malade est déjà bien affaibli, très impressionné surtout par cet écoulement intarissable et votre opération est alors imprudente. D'ailleurs, « combien de malades ne préfèrent-ils pas la perspective d'une fistule, même permanente, avec la presque certitude de la vie, à une opération qui compromet gravement leurs jours ? » (Tillaux.)

CHAPITRE V

Pour que la néphrotomie soit une opération vraiment efficace, rechercher avec soin tous les foyers tuberculeux et les ouvrir. — Faire une néphrotomie multiloculaire.

Le rein est profondément caché dans la région lombaire, recouvert par une grande épaisseur de parties molles. Pour arriver jusqu'à lui, il faut traverser la peau, le tissu cellulaire, l'aponévrose dorsale et les enveloppes des muscles obliques et transverses de l'abdomen, le carré des lombes; enfin, ce que les anciens anatomistes ont appelé la *capsule adipeuse*. L'adhérence du rein à cette gangue cellulo-graisseuse est très lâche, sauf dans les cas où cette atmosphère périrénale s'infiltre, formant une périnéphrite adhésive qui crée des adhérences telles que l'on se trouve en présence d'une masse informe où il n'est plus possible de distinguer le rein.

La connaissance de ce qui précède est importante au point de vue de l'intervention; celle des rapports viscéraux du rein ne l'est pas moins. Ces rapports varient d'un côté à l'autre. Le rein gauche est plus élevé que le droit, ce qui tient surtout à la présence du foie. Il y a lieu de tenir compte, pour la situation des reins, de l'état de tension intra-abdominale, mais aussi et surtout de la forme du squelette. Chez les sujets rachitiques par exemple, la situation est sensiblement modifiée.

A gauche, la face antérieure du rein, qui est plus convexe, regarde un peu en dehors et en avant, si bien que, dans quelques circonstances exceptionnelles, quand les artères rénales sont très courtes, quand le muscle psoas l'est aussi, le hile du rein peut être orienté directement en avant. L'exagération dans le degré de saillie de la courbure lombaire des vertèbres peut produire le même résultat.

Bref, cette face antérieure se trouve en rapport immédiat avec le côlon lombaire ou descendant, d'où la possibilité de l'ouverture des abcès du rein dans le tube intestinal. Elle répond en outre, mais médiatement, à la rate, à la grosse tubérosité de l'estomac, au pancréas. La rate flottant librement dans le péritoine, suspendue aux différents replis qu'il fournit à ses vaisseaux, on comprend difficilement quelle influence l'augmentation de son volume peut avoir sur le rein. Il en a cependant été question. Aussi ne saurait-on trop insister sur la situation extrapéritonéale de l'appareil rénal tout entier. Il appartient plutôt aux parois de l'abdomen qu'à la cavité abdominale elle-même.

A droite, c'est avec le duodénum, le côlon ascendant, la vésicule biliaire, la face inférieure du foie, que le rein se trouve en rapport. La dernière de ces connexions est sujette à de nombreuses variations. Souvent, c'est en quelque sorte un emboîtement des deux organes, le foie présentant une dépression plus ou moins profonde, dans laquelle se loge la partie supérieure du rein. Mais souvent aussi, il n'y a pas même de contact entre les deux viscères.

On a fait, à propos des rapports du rein droit avec le duodénum, les mêmes remarques qu'au sujet des connexions du rein gauche avec le côlon. Les abcès du rein ont donc, des deux côtés, leur soupape de sûreté dans le tube digestif, mais on n'a que rarement vu se réaliser ces prévisions théoriques.

En arrière, les rapports sont les mêmes des deux côtés ou à peu près. La face postérieure du rein, moins convexe que l'antérieure, répond au carré des lombes, recouvert en ce point par le feuillet antérieur de l'aponévrose du muscle transverse, au diaphragme, qui la sépare des dernières côtes, au muscle psoas iliaque. Or, comme la gaine de ce dernier passe au-dessus du diaphragme et se continue avec le tissu cellulaire de la région prévertébrale, avec celui de la région médiastine postérieure, on comprend comment, dans quelques circonstances, des abcès nés dans ces parties peuvent faire saillie du côté de la région rénale, comment, en un mot, un abcès par congestion de la région thoracique de la colonne vertébrale peuvent simuler un abcès périnéphrétique. Ce qui rend encore obscure en pareil cas, l'appréciation des phénomènes morbides, c'est la variabilité des rapports que le rein peut affecter avec les côtes. Tantôt il les dépasse dans une certaine longueur, tantôt, au contraire, il est complètement recouvert par elles et ne descend pas au-dessous du bord inférieur de la dernière.

On comprend toute l'importance que peut avoir, à un moment donné, la connaissance exacte de ces variations quand il s'agit de pratiquer l'opération de la néphrotomie.

Disons enfin que l'extrémité supérieure du rein est coiffée par les capsules surrénales tandis que son extrémité inférieure regarde un peu en dehors.

Tels sont les rapports normaux des reins avec les organes voisins. Evidemment ces rapports doivent varier dans certaines anomalies rénales. Dans quelques cas, rares il est vrai, on voit les artères rénales se bifurquer à une faible distance de leur naissance sur le tronc aortique. Parfois, à cette bifurcation correspond une division de la substance rénale elle-même. On a donc ainsi deux reins, plus petits, tantôt ne tenant l'un à l'autre que par quelques filaments de tissu conjonctif, tantôt complètement séparés. Ce sont là les cas de reins triples, quadruples, etc., dont on retrouve quelques descriptions dans les auteurs, mais comme en réalité l'anomalie est, en pareille circonstance, plutôt apparente que véritable, son étude n'offre qu'un médiocre intérêt. Cette disposition est d'ailleurs très rare, nous l'avons dit.

La disposition inverse est beaucoup plus fréquente et d'un véritable intérêt pratique. Il peut y avoir rein unique dans plusieurs circonstances. Tantôt c'est une absence congénitale de l'un des deux reins, tantôt c'est une fusion des deux organes. La disposition la plus commune, dans ce dernier cas, est celle dans laquelle les deux reins adhèrent l'un à l'autre par leur extrémité supérieure, formant ainsi un organe en fer à cheval, dont la concavité donne naissance aux deux uretères. Cette sorte de rein en fer à cheval est ordinairement située sur la ligne médiane, au-devant de la colonne vertébrale. Il y a alors une artère rénale unique qui se bifurque presque aussitôt pour se distribuer symétriquement aux deux moitiés de l'organe.

Notons aussi une anomalie curieuse du rein qui le fait porter immédiatement en arrière du pylore. On le sent facilement par la palpation à travers la paroi abdominale, et, dans plusieurs circonstances, cette disposition a pu faire croire à la présence d'une tumeur stomacale. Cruveilher fait remarquer qu'en pareille circonstance, les capsules surrénales restent toujours dans leur situation normale. Nous mentionnons, en terminant, l'anomalie que le clinicien doit avoir présente à l'esprit quand il recherche l'existence d'une tumeur rénale, anomalie qui résulte de l'atrophie graisseuse de la gangue destinée à maintenir le rein dans la loge, et qui constitue le rein mobile.

Si nous nous sommes un peu étendu sur l'étude des rapports du rein et si, en terminant, nous avons mentionné certaines anomalies, c'est que nous avons pensé que toutes ces connaissances étaient utiles pour le chirurgien qui se dispose à intervenir. L'opérateur ne doit-il pas, en effet, connaître exactement la topographie de sa région ? Dans le cas particulier du rein, il doit savoir encore que sa consistance, son volume, son poids peuvent varier suivant le régime, l'âge, le sexe du malade.

Maintenant, il nous reste à dire quelques mots de la structure anatomique du rein. Cette étude ne présentant pas pour nous l'intérêt que présentait celle des rapports, nous nous y arrêterons peu.

Quand on pratique une coupe du rein parallèle à ses faces et suivant son axe vertical, on trouve, à l'œil nu, deux substances qui se distinguent par leur couleur, leur aspect, leur consistance. Ce sont les substances *corticale* et *médullaire*. La première, dense, présente une coloration gris rosé, parsemée de petits points rouges, les *glomérules de Malpighi.* Elle forme à la surface une couche continue d'un centimètre d'épaisseur environ. C'est la couche granuleuse. C'est de sa partie centrale, de celle qui regarde vers le hile de l'organe, que naissent les *pyramides* qui constituent ce qu'on désigne sous le nom de substance médullaire.

Les différentes stries que représentent sur une coupe ces deux substances ont donné lieu à une foule de dénominations plus ou moins impropres, mais consacrées par l'usage. Ainsi, la substance corticale constitue entre les cônes de la substance médullaire les *colonnes de Bertin*, tandis qu'on a donné à ces derniers le nom de pyramides de Malpighi dont les stries ont reçu le nom de *tubes de Bellini.* Ces stries se perdent dans la substance granuleuse et s'y prolongent sous forme de colonnes très ténues, les *pyramides de Ferrein* ou rayons médullaires. Tous les organes qui constituent le hile du rein (bassinet, veine, artère, nerf, etc.), sont renfermés, pour ainsi dire, dans une cavité circonscrite par la substance rénale et qu'on a appelée le *sinus du rein.* Les pyramides viennent toutes converger vers le bassinet et se terminer par une extrémité conique, la *papille*, autour de laquelle le bassinet envoie des prolongements fibreux qui se continuent avec la charpente conjonctive de la glande. Toute cette substance glandulaire est enveloppée par une membrane fibreuse, assez résistante, la *capsule fibreuse* du rein. Cette capsule joue le rôle de substratum conjonctif ; elle divise le rein en loges. Cette disposition est importante à connaître au point de vue de l'intervention. C'est cette substance conjonctive qui, très exagérée, très épaissie, va séparer les foyers tuberculeux que nous aurons à ouvrir, qui va, pour ainsi dire, multiplier ces foyers par le grand nombre de divisions qu'elle pratique dans le rein. C'est elle qui va rendre si difficile l'intervention.

Cette intervention, comment allons-nous la pratiquer ?

On décrit habituellement deux voies pour aborder le rein : la voie antérieure ou transpéritonéale, la voie postérieure ou lombaire. Nous laisserons de côté la première qui est dangereuse, à cause des nombreux organes qu'il faut ménager, qui est souvent suivie de mort et qui n'est généralement pas employée, par l'excellente raison qu'elle n'est pas nécessaire dans la plupart des cas, quand le rein est à sa place.

C'est donc par la voie lombaire que nous allons aborder le rein.

Le procédé le plus généralement employé pour pratiquer la néphrotomie est le procédé de Guyon. Il comprend quatre temps : dans un premier, on fait l'incision des parties molles ; dans un deuxième, on incise le rein ; dans un troisième, on pratique l'unification des foyers rénaux ; dans un quatrième et dernier temps, on fixe le rein et on draine. C'est ce procédé que nous emploierons, en le modifiant un peu toutefois. Nous décrirons un premier temps pour l'incision des parties molles, un deuxième, pour la recherche et l'évacuation des foyers, un troisième pour la fixation et le drainage. Si nous n'acceptons pas l'incision du rein, c'est que, dans certains cas de pyonéphrose, où le rein est bosselé, avec plusieurs abcès, il est préférable de pratiquer des ponctions au trocart et de les mener comme nous le dirons ultérieurement que de se servir du bistouri.

Quant aux termes d'unification des foyers rénaux, il

laisse croire qu'on a découvert tous les foyers, qu'on les a tous réunis, ce qui n'est malheureusement pas toujours vrai.

Premier temps. — *Incision des parties molles.* — Le malade est couché sur le côté sain. On place sous le flanc qui sera opéré un coussin destiné à faire saillir la région, en même temps qu'un aide déprime la paroi abdominale pour fixer la tumeur et la repousser vers la région lombaire.

Ces précautions étant prises, on pratique l'incision. Les incisions sont toutes bonnes, à condition de donner un jour suffisant. Elle commencera au-dessous du bord inférieur de la douzième côte, à quatre travers de doigt environ de la crête des apophyses épineuses, immédiatement sur le bord externe de la masse sacro-lombaire. Cette incision est faite de haut en bas, droite, sur une longueur de 5 ou 6 centimètres. On la recourbe ensuite pour gagner en avant le voisinage de l'épine iliaque antéro-supérieure; en longeant le bord de la crête iliaque. Elle présente donc deux parties : l'une en haut, droite, l'autre en bas, courbe. Elle est peut-être préférable à l'incision franchement oblique qui fait courir le risque d'intéresser le côlon. Quand la peau a été sectionnée, on coupe séparément les couches musculo-aponévrotiques sous-jacentes en pratiquant avec soin l'hémostase si l'on a intéressé des petits vaisseaux. Cette précaution est d'autant plus utile à prendre que les malades opérés n'ont pas besoin d'être affaiblis encore davantage. On arrive alors sur la couche graisseuse périrénale que l'on incise également jusqu'au rein. Quelquefois cette couche est infiltrée (elle peut même être seule infiltrée, comme dans le cas de M. Gangolphe cité précédemment). On donnera alors issue au pus et l'on aura bien soin d'amener le rein au voisinage de l'incision cutanée, pour éviter la diffusion du pus rénal dans l'atmosphère périrénale.

Deuxième temps. — *Recherche et évacuation des foyers.* — C'est là le temps capital de l'opération. Quand on a incisé la couche périrénale, on aperçoit le rein revêtu de sa capsule que l'on incise, après avoir lavé avec une solution phéniquée. Le rein peut se présenter sous différents aspects dans les cas de pyonéphrose. Ou bien le rein apparaît rond, tendu assez uniformément, donnant l'impression d'une poche unique, ou bien, il se présente avec de nombreuses bosselures, temoignant de l'existence d'abcès multiples.

Dans le premier cas, on pourra inciser au bistouri de façon à évacuer cette poche unique, et, quand on l'aura bien vidée, on pourra rechercher, en explorant l'intérieur de cette vaste cavité s'il reste d'autres foyers. Mais, dans le second cas, qui est fréquent, il sera préférable de se servir du trocart. C'est ce cas que nous allons envisager.

Supposons que nous nous trouvions en présence d'un rein mamelonné, avec des saillies plus ou moins irrégulièrement distribuées au niveau desquelles on sent manifestement la fluctuation. Le volume d'un pareil rein peut être considérable : on en a vu qui atteignaient les dimensions d'une tête d'enfant. On recherchera la bosselure la plus volumineuse, celle où la fluctuation est le plus manifeste et on enfoncera un trocart à hydrocèle. La ponction doit être faite du bord convexe vers le bassinet. Quand on aura vu sourdre le pus par le trocart, on pourra glisser le long de ce trocart, comme le recommande M. Rochet, un dilatateur gradué de Tripier qui, par son écartement, détruira les petits foyers de cette première poche. Avec le doigt, on pourra augmenter cette dilatation, s'efforçant de rompre les petites cloisons qui s'y trouvent de façon à en faire une cavité unique.

On s'arrêtera dès qu'on sentira une cloison très résistante comme la capsule fibreuse en fournit quelquefois. Il ne faut pas chercher à détruire cette cloison. Une pareille tentative (et ici nous exprimons la manière de voir de M. Rochet) est dangereuse parce qu'elle peut donner lieu à des hémorragies assez considérables dues à la rupture de petites artérioles contenues dans ces cloisons; hémorragies toujours à redouter chez un malade affaibli. Elle est inutile aussi, car l'unification des foyers est illusoire. On a dit que c'étaient les foyers tuberculeux secondaires situés à côté de la grande cavité centrale formée par le bassinet dilaté qu'il fallait réunir, fondre dans la caverne même formée par le bassinet. Mais M. Rochet fait justement remarquer que le bassinet est, dans certains cas, à peine dilaté ; il ne forme qu'un petit foyer, alors qu'il y en a de très volumineux à la périphérie du rein. Il est donc préférable de vider aussi complètement que possible cette première cavité, en s'arrêtant à la cloison formée par la capsule fibreuse et s'efforçant d'aller jusqu'au bassinet. Ensuite, revenant à la face convexe du rein, on ponctionnera une nouvelle bosselure.

On n'oubliera pas de passer dans le parenchyme, aussitôt ce premier abcès évacué, deux fils suspenseurs destinés à fixer le rein à la plaie pariétale. On emploiera des fils de catgut et non de soie, car ceux-ci entretiendraient la suppuration. On fixera ces fils à une certaine distance des bords de l'ouverture rénale, de crainte que les tractions exercées sur eux n'arrivent à couper le tissu plus ou moins friable.

Quand toutes les collections faisant saillie à la face convexe du rein auront été évacuées, si l'on suppose qu'il en existe encore qui soient comprises entre deux cavités ouvertes, on essaiera de sentir la fluctuation à travers les cloisons de la capsule en introduisant le doigt dans les cavités ; puis, revenant à la face convexe, on pratiquera, dans cette zone, des ponctions exploratrices. Quelquefois on sentira, en déprimant un peu fort la surface convexe, un peu de rénitence ; mais d'autres fois il faudra traverser une assez grande épaisseur de tissu sain avant d'arriver dans la poche purulente. *On aura grand soin de ne pas laisser inexplorées les extrémités, les cornes supérieure et inférieure qui, trop souvent, conservent des abcès parce qu'on n'a pas songé à pénétrer jusqu'à elles.*

Troisième temps. — *Fixation du rein et drainage.* — Quand on sera certain d'avoir recherché, avec autant de soin qu'on le pouvait, les foyers tuberculeux, on s'occupera d'assurer le drainage de la plaie. Mais, auparavant, il faut, comme le recommandent Bergmann et Guyon, fixer le rein aux téguments pour éviter l'inoculation secondaire de la loge périrénale. Le drainage sera ainsi rendu plus facile, l'infection de l'atmosphère graisseuse plus rare est aussi la fistule consécutive moins probable. On prendra l'aiguille de Reverdin dans l'orifice de laquelle on enfilera un des chefs des fils suspenseurs mentionnés. On passera ce fil à travers les feuillets aponévrotiques profonds de la paroi lombaire et la capsule du rein et l'on serrera modérément pour ne pas couper le rein. La fixation aura lieu aux angles supérieur et inférieur et à la partiemoyenne de la plaie. On introduira un nombre de drains en rapport avec le nombre des cavités ouvertes. Deux d'entre eux iront jusqu'au bassinet. Tous ces drains seront fixés par un point de suture dans leur ouverture réciproque et sortiront par la plaie lombaire. On pratiquera, par l'ouverture extérieure de ces drains, un lavage à l'eau sublimée; on assurera l'asepsie de la loge périrénale, en la comblant, après l'avoir lavée, avec des compresses de gaze iodoformée. Au début, renouveler fréquemment les pansements que souillent le pus, et, plus tard, l'urine. On fera à chaque pansement, un lavage complet, puis on espacera les pansements. On supprimera un drain au fur et à mesure que cela sera possible. Enfin, disons qu'avant de retirer le dernier drain, on s'assurera que le fond de la plaie bourgeonne et se comble. Cela est important, car, si l'orifice extérieur se fermait avant que les cavités se fussent comblées, on courrait le risque de voir retenus des foyers tuberculeux.

C'est ainsi que doit être pratiquée la néphrotomie. La recherche des foyers tuberculeux est difficile dans bien des cas et constitue un travail de grande patience, mais c'est grâce à cette persévérance que la néphrotomie devient une opération vraiment utile, suivie de résultats vraiment bons. Ce qui fait que pendant longtemps on a abandonné cette opération, c'est qu'on la considérait comme trop simple, moins brillante pour un chirurgien que sa rivale la néphrectomie. Nous croyons que, mieux comprise, et surtout plus complètement pratiquée, elle comptera un nombre d'adeptes de plus en plus considérable. Il y a d'ailleurs lieu de remarquer, comme nous l'avons dit au chapitre historique, que l'on tend manifestement à y revenir.

OBSERVATIONS

Nous avons emprunté à la thèse de Vigneron quelques-unes de ses observations les plus concluantes, relativement à la néphrotomie. Nous les reproduisons ci-après :

Observation I

Guérison (Habershon, *Lancet*, 31 janvier 1880).

Homme de vingt-huit ans, de souche tuberculeuse. Depuis quatre mois, hématurie, douleur en urinant depuis un mois. Il souffre du côté gauche ; tumeur rénale gauche qui le force à prendre le lit. Une nuit, sa tumeur disparaît subitement, et il se met à uriner du pus. Etat très grave, douleurs rénales à gauche sans tumeur nette.

Sommet droit douteux. A ce moment, les urines sont redevenues claires ; plus de pus, température élevée.

8 *février* 1879. — Une ponction exploratrice : du pus fétide.

14 *février*. — La tumeur reproduite est incisée ; collection énorme remontant sous les côtes, descendant au delà de la crête iliaque, à parois épaisses incrustées de sels calcaires, que l'auteur suppose pouvoir être le bassinet dilaté. Drainage.

21 *mars.* — La plaie refermée doit être réouverte.

La fistule ne se ferme qu'en novembre. Depuis, guérison.

Observation II

Tuberculose primitive du bassinet. — *Guérison.*
(Thornton, *Surgery of the Kidneys*, London, 1889).

Femme vingt-trois ans, de bonne apparence. Début il y a trois ans subitement, par vomissements suivis de douleurs rénales à droite, irradiations dans l'uretère. Miction indolente, mais fréquente au moment des crises. Urines purulentes. Pas d'examen bacillaire. Ni pierre, ni sang dans l'urine : on me l'envoyait comme calculeuse. Tumeur rénale droite.

Opérée en février 1884. Rein très vasculaire, avec une muqueuse du bassinet couverte de granulations d'aspect tuberculeux. Drainage, amélioration, cicatrisation en moins d'un mois, retour des forces.

Quelques années après, quelques douleurs passagères ; elle continue à aller bien en 1889.

Observation III

(A.-E. Barker, *in* Neumann).

Fille de sept ans, grosse tumeur, drainée le 4 juin 1886. — Guérison.

Observation IV

(John Duncan, *in* Neumann).

Garçon de treize ans, tumeur rénale gauche ouverte en 1886. — Guérison.

OBSERVATION V

Guérison sans fistule (Fr. Ris).

Sch., vingt-deux ans, sans antécédents dans sa jeunesse. Violentes douleurs revenant par crises, dans le côté gauche et accompagnées de vomissements. Cela dura deux ou trois ans, puis cessa.

Il y a environ cinq semaines, un malaise général. Abattement. Bientôt forte douleur dans le côté gauche, douleur qui l'oblige à cesser de travailler, avec vomissements.

Il y a trois semaines, en médecine, les urines deviennent troubles et les douleurs diminuent. Entrée en chirurgie le 26 février, très anémiée. Légère température le soir. Poumons semblent sains; abdomen légèrement saillant du côté gauche. Tumeur allant jusqu'au-dessous de l'ombilic. Elle est régulière, pas mobile, de consistance très ferme et sensible au toucher, se déplace d'avant en arrière avec sonorité antérieure.

Urines (1000 à 1200 centimètres cubes par vingt-quatre heures), très troubles avec dépôt blanchâtre de pus, sans cylindres, ni sang, bacilles en abondance. Rien au rein droit.

5 mars. — *Opération*. — Le rein apparaît fluctuant. Ponction. Pus jaunâtre très épais. Le rein ouvert, 400 centimètres cubes environ de pus s'écoulent. On voit, par l'incision, les différents diverticules de la poche, et le doigt pénètre dans le bassinet très dilaté. A cet instant, la respiration s'arrête, on ne peut reprendre l'opération qu'au bout de trente minutes. Pendant ce temps, la poche s'est remplie de sang. On la nettoie, une hémorragie moyenne se reproduit. Lavage avec une solution de sublimé. Drainage, gaze iodoformée. Réunion partielle.

Suites. — Reste sans connaissance jusqu'à 6 heures du soir, avec alternatives d'agitation et de somnolence.

Le pouls petit, fréquent : 148. A 8 heures du soir seulement, elle commence à parler. Ni fièvre, ni douleur, ni vomissements, elle urine seule.

12 *mars.* — On retire la gaze, sécrétion d'odeur urinaire. Rétention de pus, en avril, dès qu'on veut retirer le drain.

7 *juin.* — La fistule conserve un petit drain ; il s'écoule pas mal d'urine, tantôt purulente, tantôt presque limpide. Urine en quantité normale avec petit dépôt de pus.

État général excellent, embonpoint. Se lève tous les jours.

22 *juin.* — La fistule ne donnant plus que de l'urine claire, on applique un pansement muni d'une pelote en caoutchouc.

30 *juin.* — Grâce à la pelote et sans rétention, la fistule s'est fermée. État général excellent.

Observation VI

Guérison avec fistule (Vigneron, th. Paris, 1892).

M..., quarante ans, antécédents héréditaires : père mort tuberculeux. Scarlatine à dix ans. Soignée d'abord pour une cystite ; elle avait des mictions impérieuses, douloureuses, fréquentes.

Plus tard, douleurs rénales gauches s'irradiant le long de l'uretère vers le pubis. En dehors de ces accès, douleur sourde dans la fosse lombaire.

Les urines sont très purulentes, surtout le lendemain des crises. L'état général s'altère. Amaigrissement, faiblesse absolue, inappétence, vomissements, fièvre vespérale, sueurs nocturnes. Rein gauche sensible déborde rebord costal de trois travers de doigt. Urines purulentes bacillaires.

Opération, 8 décembre 1890. — Le 28, la malade commence à se lever. En mars, la malade a engraissé, ne souffre plus ; miction sans douleur, non fréquente. Plus de bacilles dans l'urine. La fistule est réduite à un simple trajet indolore.

En décembre 1891, santé parfaite, rein non douloureux. Le drain enfonce à 5 centimètres seulement. La malade, très satisfaite, a seulement l'ennui de porter un bandage taché de très peu de pus et d'urine.

Observation VII

Amélioration (Vigneron, th. Paris, 1892).

M. X..., trente-deux ans, employé dans un ministère ; pas d'antécédents héréditaires.

Au début de janvier, miction un peu douloureuse. Hématuries légères, fréquence nocturne de miction. Urines purulentes. Traitement médical est institué (octobre 1890).

L'état général s'altère (novembre). La douleur, d'abord purement vésicale, s'irradie le long du trajet de l'uretère gauche. La région lombaire gauche est douloureuse. Rein gauche volumineux.

Opération (15 juin 1891). — Il y a abcès périnéphrétique manifeste qui donne 200 grammes de pus. Le rein est refoulé en avant ; on le sectionne sur sa face postérieure, près du bord convexe, au niveau d'un petit orifice par lequel la sonde a pénétré à une profondeur de 4 centimètres environ. On tombe alors dans une caverne, de la grosseur d'une noix, déjà vidée.

Amélioration rapide. En huit jours, urines claires, abondantes. Miction fréquente, mais moins douloureuse.

20 juillet. — Etat général excellent. Le malade se lève.

Le 12 août, part pour la campagne, conservant ses deux drains. La plaie est fermée au delà et sécrète très peu.

En octobre, l'amélioration persiste. Il ne reste qu'une fistule avec un petit drain. Forces reviennent ; les mictions sont peu douloureuses, mais toujours fréquentes. L'amélioration se maintient en mai 1892.

Les observations qui suivent nous ont été communiquées par M. le professeur agrégé Rochet, chirurgien de l'Antiquaille.

Observation VIII (M. Rochet).

Femme, quarante-six ans. Pyonéphrose tuberculeuse du rein droit, tumeur rénale volumineuse, dimension d'une grosse tête d'enfant environ, faisant forte saillie du côté de la face antérieure de l'abdomen.

La malade a des urines très purulentes ; elle a eu autrefois des hématuries, mais actuellement elle n'a pas fait de sang depuis plusieurs mois.

La palpation de la région rénale gauche ne montre pas d'augmentation bien appréciable du volume du rein. L'examen cystoscopique des uretères n'a pas été fait, mais les urines de la malade recueillies pendant longtemps dans une cantine n'ont jamais été claires à aucun moment. Il est donc à supposer que le rein gauche n'est pas sain lui non plus.

L'état général est le suivant : la malade est amaigrie, même un peu émaciée, mais a conservé encore une certaine vigueur générale et ne paraît pas avoir de signes de tuberculose pulmonaire.

On pratique la néphrotomie au niveau de la région lombaire, quoique le rein fasse surtout saillie du côté de l'abdomen. Mais, pendant l'opération, un aide avait été chargé de repousser constamment le rein vers la région lombaire. On ouvre successivement *sept* poches purulentes du rein, de la façon décrite. Les poches sont très largement lobulées et très grosses. Après l'évacuation de ces poches, le rein est fixé par un point de suture aux deux lèvres de la plaie ; d'une part, à la partie moyenne de cette plaie ; d'autre part, aux angles supérieur et inférieur de cette plaie. Tous les drains mis dans chaque ouverture sont fixés eux-mêmes par un point de suture dans leur ouverture réciproque et sortent par la plaie lombaire. Deux d'entre eux vont jusqu'au bassinet, ils y ont été conduits par le doigt enfoncé dans les poches qui mènent dans la profondeur du rein.

Après l'opération, la malade eut des phénomènes de shock pendant vingt-quatre heures environ, avec pouls petit, mais pas de fièvre. Peu à peu elle se rétablit ; l'écoulement du pus fut abondant encore pendant les premiers jours après l'opération. Il paraissait du reste ne sortir que peu d'urine avec ce pus.

Au bout d'un mois, la suppuration était considérablement diminuée ; il ne sortait pas d'urine par la plaie ; probablement, il n'y avait plus de substance sécrétante du rein. Un à un, on retira les drains à mesure qu'on voyait la suppuration diminuer et le retrait progressif de la région rénale s'effectuer. Les deux drains allant au bassinet furent seuls conservés pendant six semaines.

Les urines, assez rares après l'opération (elles n'avaient jamais été abondantes, la quantité moyenne étant de 800 grammes par jour environ), sont environ maintenant de 1 litre par jour.

Aujourd'hui, l'état général s'est complètement relevé. La malade a engraissé. L'opération date de quatre mois ; les drains sont tous supprimés ; il reste une fistule purulente qui donne peu. La malade va et vient avec un petit pansement rarement renouvelé et tout fait espérer que la fistule se comblera facilement.

Observation IX (M. Rochet).

Homme, trente-huit ans. Pyonéphrose tuberculeuse du rein droit, datant de huit mois ; urines très purulentes, et jamais claires, même par intervalles.

Etat général mauvais. Fièvre le soir, sueurs la nuit, amaigrissement extrême, mais pas de signes bien nets de tuberculose pulmonaire.

Le rein malade paraît très volumineux, mais pas environné d'adhérences bien nombreuses. On observe facilement avec lui le phénomène de ballottement. Le rein opposé ne paraît pas sensiblement augmenté de volume. Il y a des douleurs assez vives, sous forme de coliques néphrétiques à droite, et quelques crises vésicales douloureuses aussi. La quantité moyenne des urines est de 1000 à 1200 grammes.

L'opération se fait par la voie lombaire. On arrive sur un rein rond, très tendu, qu'on incise à la partie moyenne de sa convexité et d'où il sort une grande quantité de pus caséeux. Par le doigt introduit dans cet abcès, on va explorer l'intérieur et essayer d'ouvrir les foyers adjacents. On tombe ainsi dans une vaste poche qui paraît assez bien limitée, qui semble représenter la presque totalité de l'abcès du rein. Cependant, à la partie supérieure, au niveau de la corne supérieure du rein, on sent encore de la tension; mais, comme la rénitence n'est pas très nette, et que, encore une fois, il est sorti beaucoup de pus du rein qui a beaucoup diminué de volume, on laisse les choses en l'état avec deux gros drains dans l'abcès ouvert.

Les suites de l'opération furent très simples. Le malade recouvra même des forces et les accès fébriles disparurent; mais la fistule continua à donner beaucoup de pus; puis, un jour (un mois environ après l'opération), la fièvre, les douleurs reparurent. Le rein semble augmenter de nouveau de volume et devenir douloureux comme s'il se formait de nouveaux abcès. On incise de nouveau au niveau de l'ancienne plaie et, en se guidant sur le drain qui reste encore, on arrive sur un rein dont le foyer, anciennement ouvert, paraissait en bonne voie de réparation, et où s'étaient formées trois nouvelles loges assez volumineuses. Successivement, ces trois loges sont incisées, drainées. On recherche avec soin s'il en existe d'autres, sans résultat.

A la suite de cette deuxième intervention, les phénomènes généraux et locaux s'amendent de nouveau, mais, cette fois, l'amélioration se maintient; et, actuellement (près d'un an après l'opération première), l'état général et local du malade est très satisfaisant. Il est resté très longtemps drainé, avec quatre drains.

Actuellement, il en a encore deux avec lesquels il circule; qui donnent de moins en moins, d'ailleurs, et qui, si cela continue, pourront être enlevés bientôt.

Ce malade, qui était dans un état très grave, il y a un an, ne se levait plus, mangeait peu, reste actuellement presque toute la journée debout et a une santé très satisfaisante.

Observation X (M. Rochet).

X..., fillette, dix ans. Père et mère bien portants. Deux frères et sœurs également en bonne santé.

La malade a toujours joui d'une bonne santé. Il y a un an, elle remarque qu'elle urine plus fréquemment, le jour d'abord, puis le jour et la nuit.

Les mictions se répétaient quarante fois en vingt-quatre heures et s'effectuaient sans douleur. Les urines étaient troubles et teintées d'un peu de sang. A part cela, la santé est très bonne.

Rien d'anormal pendant six mois à peu près. A partir de ce moment, douleur dans le flanc gauche, spontanée et provoquée, obligeant la malade à garder le lit. En même temps, dans le flanc gauche et en arrière, tumeur qui a grossi progressivement et insidieusement sans troubles généraux.

Puis la fluctuation a apparu. L'abcès ouvert par un médecin donne un pus blanchâtre, abondant (1 litre environ).

A l'entrée dans le service de M. Rochet (23 février 1897), on constate une tumeur un peu saillante dans le flanc gauche.

La malade supporte assez bien la palpation qui donne la sensation d'une masse dure, tendue. On ne peut pas déprimer la région.

En arrière, une fistule assez grosse témoigne de l'ancienne ouverture faite ; de cette fistule sortent des bourgeons charnus, blafards, à apparence septique. Par cette fistule sort un pus séreux, avec quelques grumeaux blanchâtres, mais pas d'urine. Tout autour, quelques plaques rougeâtres.

La marche est possible,mais douloureuse. L'appétit est conservé. Pas de troubles pulmonaires.

Les mictions sont moins fréquentes qu'autrefois (5 à 6 dans la journée). La quantité d'urine est de 800 à 1700 grammes en vingt-quatre heures. Les urines sont troubles et restent troubles par le repos : elles ont une légère teinte hématique. Quelquefois, caillots à la fin de la miction: Quantité notable d'albumine. Puis, les urines deviennent moins hématiques, mais plus troubles.

La plaie cutanée suppure beaucoup moins et l'augmentation d'épaisseur de la couche du mucus que l'on constate dans le bocal renfermant l'urine de chaque jour coïncide avec ce fait. Mictions beaucoup plus fréquentes également.

Opération le 29 mai 1897. — Incision verticale de 5 centimètres au niveau de la région lombaire, passant par la fistule. On tombe sur une atmosphère périnéphrétique purulente. Capsule très épaisse. On l'incise et on écarte les lèvres de l'incision avec des pinces hémostatiques.

Rein très rouge. A la palpation, on sent sur le bord libre quatre ou cinq foyers disséminés. La fluctuation y est très nette. On la ponctionne et on évacue le pus au moyen d'un trocart ordinaire.

Ces manœuvres donnent peu de sang. Pus jaunâtre coulant avec difficulté par le trocart.

Les deux foyers du pôle supérieur sont drainés à la gaze iodoformée. On place dans les autres des drains. Abrasion des lésions entourant la fistule.

Suture de la capsule, des muscles de la peau. Durée de l'opération : une heure et demie.

30 mai. — Etat de la malade : pouls petit, pâleurs, lit chauffé, champagne glacé, café.

Réveil facile.

Rien de particulier dans l'après midi. Le soir, envie incessante de dormir; pouls imperceptible.

La malade a uriné quelques gouttes.

Pas de sang, pas d'hémorragie par la plaie. Un peu de dyspnée.

Les extrémités se refroidissent.

Deux injections de caféine à une heure d'intervalle.

Mort à 1 heure du matin, sans signes spéciaux.

L'autopsie révèle l'existence d'un rein amyloïde du côté droit. Le rein néphrotomisé est absolument vidé de tous ses foyers; il est redevenu presque de volume égal à celui du côté opposé.

Observation XI

MM. Rochet et Cordier. Service des Chazeaux, hospice de l'Antiquaille.

Femme de quarante-cinq ans environ. Pyonéphrose tuberculeuse du rein droit en ectopie dans la fosse iliaque droite.

L'opération aborde le rein par une incision analogue à celle qui sert pour la ligature de l'artère iliaque primitive. Décollement sous-péritonéal de la paroi et de la fosse iliaque jusqu'à ce qu'on tombe sur le rein. Celui-ci présente deux grosses tubulures saillantes qui sont ouvertes du côté de la face postérieure du rein.

On y introduit deux gros drains qui vont ressortir par une contre-ouverture placée dans la région lombaire.

On s'était borné à ouvrir et drainer ces deux poches qui représentaient, en apparence, la majeure partie de la dégénérescence rénale.

Après l'opération, il y eut une fistule urinaire que la malade garda jusqu'à sa mort qui survint quatre mois environ après l'intervention par cachexie progressive et avec persistance des douleurs du côté droit.

La nécropsie a révélé l'existence d'une lésion tuberculeuse sur le rein gauche et d'une ulcération de même nature sur le bas-fond de la vessie.

CONCLUSIONS

I. La tuberculose rénale ne relève, dans certains cas, que du traitement médical (rein demeuré normal comme volume, resté ouvert, simplement infiltré de granulations ou de foyers caséeux petits, etc.....).

II. Dans la majorité des autres cas, se pose la question de l'intervention chirurgicale, et alors il nous semble qu'on devra préférer la néphrotomie à la néphrectomie, au moins pour les formes à gros abcès collectés, dites « pyonéphroses ».

Parce que : 1° la néphrotomie est moins grave d'une façon générale;

Parce que : 2° non seulement on n'est jamais sûr de l'intégrité du second rein ; mais, assez ordinairement, ce second rein est malade ou déjà périclitant et ne peut guère supporter la compensation énorme que lui impose l'ablation totale de son congénère.

III. La néphrotomie, dans ces pyonéphroses tuberculeuses, demande, du reste, pour être efficace, à être pratiquée d'une certaine façon. Il ne faut pas se borner à inciser le rein sur un seul point, ou à ouvrir seulement une ou deux des poches qui paraissent le plus volumineuses. Il ne faut pas même trop compter sur la manœuvre dite « unification des foyers rénaux » faite par le doigt introduit dans le foyer principal et cherchant à déchirer les cloisons qui séparent les différents abcès.

Il vaut mieux chercher, sur la surface même du rein, tous les foyers rénitents, puis ponctionner et drainer successivement tous ceux qu'on pourra découvrir (néphrotomie multiloculaire).

BIBLIOGRAPHIE

Dufour, De la tuberc. des org. génito-urinaires (th. Paris, 1854).

Muller, Ueber Structur und Entwicklung des tuberk., in die Nieren (Arch. für path. Anat., t. XVI, p. 205, 1859).

Villemin, Du tuberculo, Paris, 1862.

Kussmaul, Tuberc. des voies urin. (Würzb. Zeitschrift., t. IV, 1863).

Rosenstein, Zur Tuberc. der Harnorgan. (Berlin. klin. Wochenschrift, n° 21, 1865).

Challan, Tub. des R. (Soc. an., p. 161, 1869).

Schmidt (Th.), Tubercular Disease of the urinary Mucous Membr. St-Bartholomew's Hospital Reports, t. VIII, London, 1872).

Habershon, Lancet, 31 janv. 1880.

Durand-Fardel, Tub. rén. (th. Paris, 1886).

Brodeur, Interv. chir. des malad. des R. (th. Paris, 1886).

Douillet, Th. Lyon, 1887.

Ollier, Congr. franç. de chir., Paris, 1887.

Bureau, Tr. chir. des pyonéphroses (th. Paris, 1888).

Le Dentu, Affect. chir. des reins, Paris, 1889.

Thornton, Surgery of the Kidneys, London, 1889.

Coffin, Rein tubercul. (th. Paris, 1890).

Guillaud (P.), Sympt. et trait. du R. T. (th. Lyon, 1890).

Herczel, Ueber Nieren-Extirpation, 1890.

Kuester, Berl. klin. Wochenschr., 1890.

Bardenheuer, Mittheilungen aus dem Körner (Burgerhospital, 1890).

Ris, Zur Nieren Chirurgie (Beitr. zur Klin. chir., 1890).

Israël, Ueber Nierentuberc. (Deutsch med. Woch., 1890).

Israël, De la néphrect. partielle (Congrès de Moscou, 1897, in Gazette hebd. des Sc. méd., n° 46).

Madelung, Ueber die Operativ. Behandlung der Nierentuberc. (Arch. f. Klin. chir., 1891).

Lancereaux, Sem. méd., 1891, p. 450.

Vigneron, Interv. chir. dans la T. R. (th. Paris, 1892).

Tuffier, Traité de Chirurgie, t. VII, 1892.

— Sem méd, 20 janvier 1897.

— Résult. opér. de 153 cas de chir. rén. (XIIe congrès intern. de méd., Presse méd., 29 septembre 1897).

Falcklam, Des résultats de néphrect. et néphrot. pratiq., p. T. R., 1893.

Pletner, Lésions rén. de la tub. (th. Saint-Pétersbourg, 1894).

Du Pasquier, Etude sur T. R. (th. Paris, 1894).

Rouville, Néphrect. partielles (th. Paris, 1894).

A. Pousson, Tuberc. rén. primitive (Journ. de méd. de Bordeaux, mai 1895).

Aupérin, Tub. rén. à f. hématurique (th. Paris, 1895).

Courtois (A.), Interv. chir dans les tuberc. périphériques chez les tuberc. pulm. (th. Paris, 1895).

Albarran, Deux néphrect. p. tub. miliaire du R. (oct. 1896).

— Presse méd., 11 sept. 1897.

Picqué, Tub. R. Néphrotomie et néphrectomie (Journ. des Praticiens, oct. 1896).

Verhoogen, Néphrect. et néphrot. (Polyclin., Bruxelles, sept. 1896).

Raffin, Néphrect. p. R. T. (Lyon méd., fév. et mars 1897).

Ratinsky, Néphrect. lombaire par morcellement (Presse méd., 25 sept. 1897).

Laroche, Tuberc. prim. du R. (th. Bordeaux, 1897).

Percheron, Intervent. chir. dans la T. R. (th. Paris, juill. 1897).

Routier, Interv. chir. dans la T. R. (Sem. méd., n° 3, 1897).

Lyon. — Imp. PITRAT AINÉ, A. REY Succ., 4, rue Gentil. — 16368

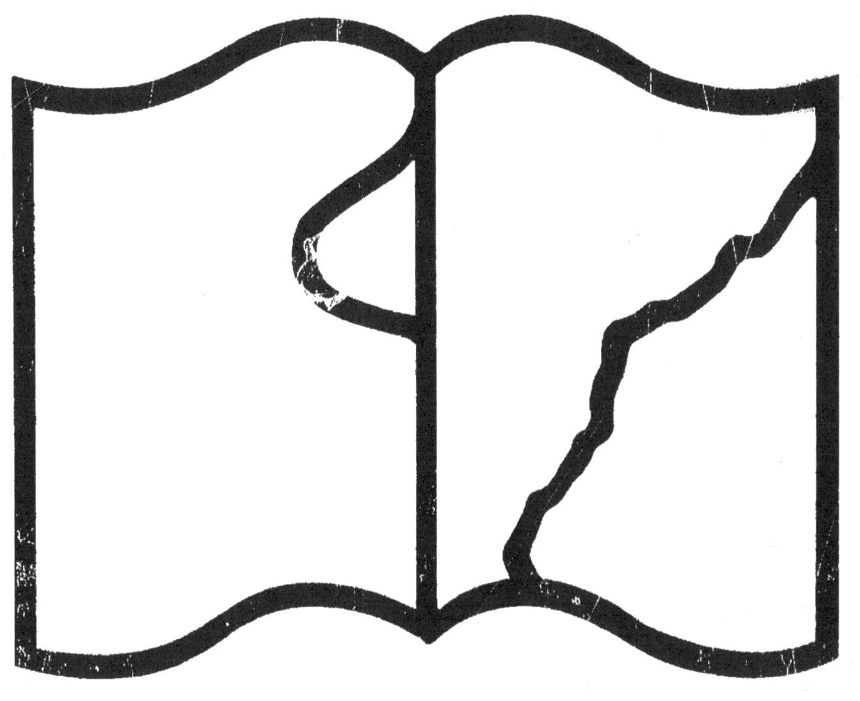

Texte détérioré — reliure défectueuse

NF Z 43-120-11

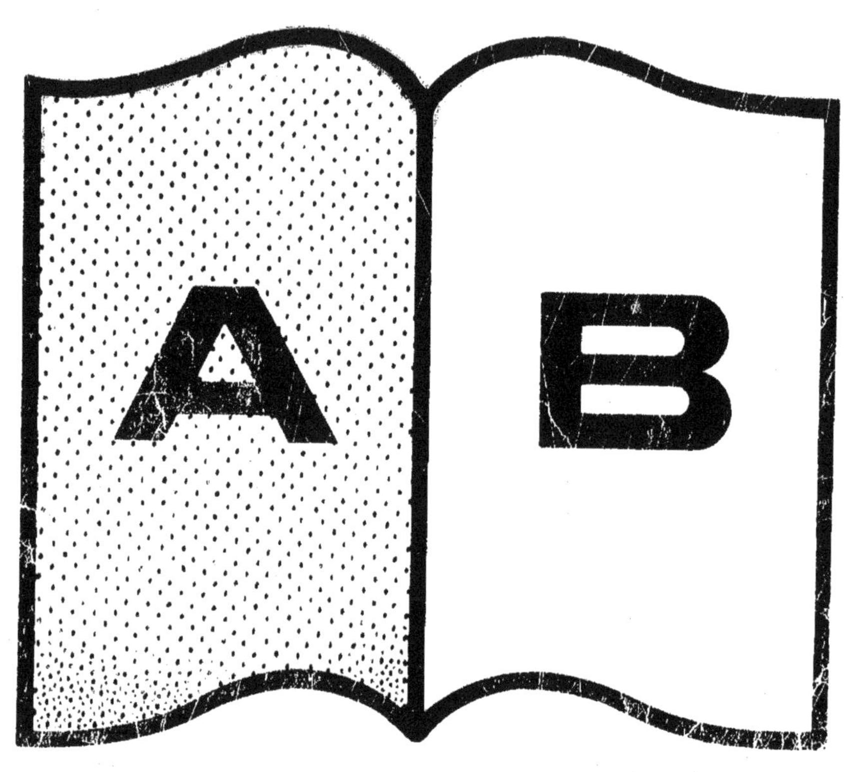

Contraste insuffisant

NF Z 43-120-14

www.ingramcontent.com/pod-product-compliance
Ingram Content Group UK Ltd.
Pitfield, Milton Keynes, MK11 3LW, UK
UKHW021148230726
13926UKWH00002B/992